AF234071

LETTRES

L'HIPPOPHAGIE

PAR

le Dr ROBINET.

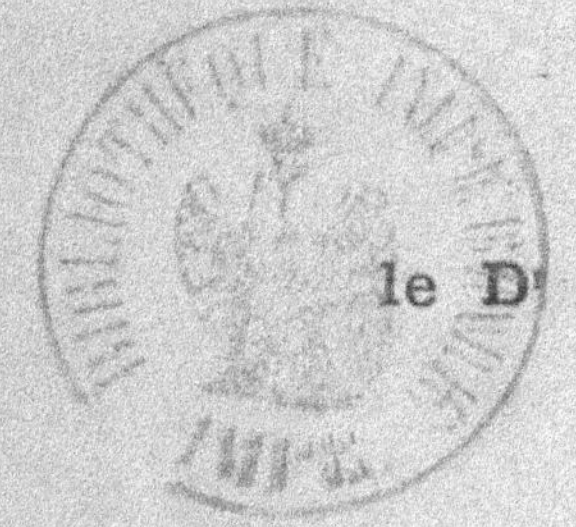

> « Et j'ordonne que, mon Babiéca,
> » on l'enterre et mette dans une
> » fosse : il ne faut pas que les chiens
> » mangent un cheval qui a rompu
> » les os de tant de chiens. »
> (TESTAMENT DU CID CAMPÉADOR.)

PARIS.

CHEZ LOUIS LECLERC, LIBRAIRE,

14, RUE DE L'ÉCOLE DE MÉDECINE.

1864

AVERTISSEMENT.

La Société protectrice des Animaux, à Paris, ayant repris l'idée d'Isidore-Geoffroy Saint-Hilaire, de rétablir l'emploi alimentaire de la viande de cheval, et voulant passer du projet à l'application, en poursuivant l'ouverture, en France et en Algérie, de boucheries où cette viande serait mise en vente, *comme il se fait en Allemagne*, le public s'est diversement ému et chacun a donné ses raisons pour ou contre l'hippophagie (1).

M. le Dr Blatin, l'un des vice-présidents de la Société protectrice des Animaux et deux autres de ses membres, M. Decroix, vétérinaire à la garde de Paris, et M. Bourguin, secrétaire général de la Société, ont résumé, dans une brochure en quelque sorte officielle (2),

---

(1) *De l'hippophagie dans ses rapports avec la protection due aux animaux*, par un Zoophile (M. E. Meunier), avec cette épigraphe : « Nous reviendrons encore à l'anthropophagie. » Br. in-12. Paris 1864.

(2) *Viande de cheval*. Communications faites à la Société protectrice des animaux. Br. in-8, chez Desoye et Bouchet, Paris 1864.

L'alimentation par la viande de cheval, par M. Decroix... Br. in-8; chez Asselin et chez Dentu, Paris 1864.

M. Decroix a en outre publié un article sur le même sujet dans le journal l'*Union médicale*, n° du 31 mai.

les raisons qui, selon eux, concluraient en faveur de l'alimentation par la viande de cheval, et dont les principales sont : l'avantage qui en résulterait pour la richesse publique et celui qu'y trouveraient les chevaux eux-mêmes, en abrégeant, par l'abattoir, une vieillesse difficile.

Nous avons cru pouvoir et devoir combattre l'hippophagie, en la considérant surtout au point de vue social et moral, c'est-à-dire dans les effets qu'elle pourrait exercer sur les mœurs publiques et privées. Nous avons donc adressé nos objections, sous forme de lettres, à M. le Dr Blatin lui-même et à M. le Dr Antonin Bossu, rédacteur en chef de l'*Abeille Médicale*, qui les a insérées dans son journal. Nous les réunissons aujourd'hui, dans l'espoir de donner plus de publicité à des idées que nous croyons justes et vraies.

Paris, le 8 juin 1864.

Dr ROBINET.
Rue Saint-Placide, 37.

PREMIÈRE LETTRE.

A M. LE Dr ANTONIN BOSSU, RÉDACTEUR EN CHEF DU JOURNAL L'*Abeille Médicale*.

Paris, le 4 mai 1864.

Monsieur et honoré Confrère,

Ne serait-il pas convenable, avant de ramener définitivement l'homme à manger le cheval, de bien s'assurer s'il en résulterait un progrès aussi réel que certaines personnes se l'imaginent, ou si une telle coutume ne constituerait pas, au contraire, un mouvement en sens inverse de la civilisation ? Ce ne serait point prendre, il est vrai, la question de l'hippophagie au sens économique et physiologique, mais au point de vue social et moral, dont les savants et les publicistes se préoccupent de moins en moins.

Pourquoi l'homme ne mange-t-il plus le cheval ? Pourquoi la chair de cet animal qui, à ce que l'on prétend, est excellente, ne sert-elle pas à l'alimentation journalière, quoiqu'elle se trouve à la portée de tout le monde ? Selon les hippophages, ce serait par suite d'un préjugé, par suite d'une aberration blâmable par conséquent, *tout préjugé étant une sottise*.

Ce n'est pas, il paraît, parce que la chair du cheval est absolument mauvaise au goût ou à l'estomac que l'on a cessé de la consommer ; mais à mesure qu'il s'est éloigné de l'état sauvage, c'est-à-dire de la situation primitive où, comme carnivore affamé, il dévorait toute proie (voire son semblable), l'homme a de plus en plus accordé sa protection et un certain respect aux espèces animales assez voisines de lui pour partager son existence domestique ou publique. C'est ainsi que le cheval, dans toutes les sociétés un peu étendues, est arrivé à ne plus servir à notre alimentation. C'est donc par une répugnance fondée sur la coopération de ce noble animal, sur ses services journaliers, sur ses qualités intellectuelles et morales parfois si développées, que l'homme a été conduit à ne plus le dévorer, et à lui accorder, comme prix de son indispensable assistance, une sorte de droit à la sépulture.

Après que nos ancêtres fétichistes eurent accompli la domestication des principales espèces sociables, la théocratie, cette mère consciente et sage de toute civilisation, consacra partout une aussi précieuse conquête, en plaçant sous l'invocation divine les races animales assimilées, afin de les préserver de toute destruction arbitraire. De là le respect et la protection dont quelques-unes sont encore entourées.

Ce préjugé (et l'on doit appeler ainsi toute habitude morale dont la plupart de ceux qui l'ont contractée ne peuvent donner la raison théorique, la démonstration, quoiqu'ils en sentent l'excellence et la légitimité), ce préjugé, dis-je, est-il *une sottise* comme le prétendent ceux qui poussent à l'hippophagie? Il y a lieu d'examiner.

D'une manière générale et pour n'entrer dans aucune contestation de détail, il est certain que quelques millions de kilogrammes de viande de cheval, de mulet et d'âne, jetés à la consommation journalière, n'augmenteraient en rien le bien-être des classes laborieuses: car ces viandes, une fois recherchées (et elles le seraient sans aucun doute si elles avaient les qualités que les hippophages leur accordent et si le préjugé qui empêche de les manger venait à disparaître), coûteraient immédiatement autant et même davantage que celle du bœuf ou du mouton, ce qui reviendrait tout à fait au même, pour le consommateur pauvre, que si elles n'eussent pas été introduites sur le marché. Ce n'est donc pas là un moyen de restreindre le paupérisme, qui tient à de bien autres causes. Admettez, en effet, que par un effort moral qui suppose des convictions auxquelles l'homme peut certainement atteindre, la masse populaire ramène dans le ménage les milliards qu'elle verse annuellement à la fausse industrie pour une consommation souvent fort nuisible d'eau-de-vie, de tabac et de bien d'autres denrées du même genre, et vous comprendrez qu'il en résultera, pour elle et pour l'industrie normale, un bien-être, un enrichissement que l'on ne peut guère calculer. Supposez encore, et la chose n'est pas invraisemblable, puisque le positivisme en fournit l'exemple, que par suite de théories sociales et morales plus élevées et plus justes que celles qui règnent aujourd'hui, tous les hommes voués à la vie pratique (propriétaires, entrepreneurs et ouvriers) se liguent au nom du devoir et sous l'influence d'une foi démontrable, pour exploiter, non plus au bénéfice de quelques-uns, mais au profit de tous, la terre et ses immenses ressources, et vous verrez aussitôt les produits du travail, sagement ménagés et convenablement répartis, suffire amplement à une consommation régulière, sans que l'on soit obligé d'employer pour nourrir l'homme, pourvu de toutes les puissances d'une civilisation de quarante siècles, des expédients comme celui de l'hippophagie.

Au point de vue économique, le rétablissement de cette coutume ne nous paraît donc ni indispensable, ni même efficace ; voyons, au point de vue moral, s'il ne serait pas dangereux.

Ce qui caractérise et résume toute morale, abstraction faite des idées philosophiques employées pour en établir le système, c'est la prépondérance des sentiments bienveillants sur les sentiments égoïstes dans la conduite humaine, lorsque l'attachement, la vénération et la bonté surtout inspirent nos actions et soumettent à leur influence habituelle la cupidité, la violence, la sexualité, la vanité et l'orgueil qui nous dominent si naturellement. Tout ce qu'il y a de beau, de bon, de juste sur terre, provient, on peut l'affirmer aujourd'hui, de cette source généreuse placée au cœur de l'homme, et tous les efforts d'une direction éclairée doivent tendre, par l'éducation privée et par les institutions publiques, à développer de plus en plus ces précieuses dispositions naturelles dont la prépondérance constante et universelle peut seule assurer à l'homme et à la société la dignité et le bonheur auxquels ils ont raison d'aspirer. Tout ce qui tend à porter atteinte à cette épuration de notre nature, à ce développement conscient et indéfini de la sociabilité humaine, doit donc être repoussé ; c'est pourquoi, Monsieur et honoré Confrère, je viens élever la voix contre les tentatives d'hippophagie, comme je l'ai déjà fait, dans votre estimable journal, contre l'abus des vivisections.

Je le répète, ce n'est ni par ignorance économique, ni par dégoût physique que l'homme a cessé de manger tels et tels animaux, et le cheval en particulier ; mais parce qu'à mesure qu'il s'est davantage éloigné de la bestialité primitive, il lui a répugné de dévorer, pour prix de ses services, le compagnon de ses travaux. La preuve en est dans les efforts infructueux que des esprits dévoyés ont faits pour réintroduire cette coutume barbare dans les classes populaires, qui ont partout conservé un sens plus moral et plus vrai des rapports que l'homme doit avoir avec l'animalité, et qui triompheront, il faut l'espérer, des sophismes et des manœuvres que la fausse science ne cesse d'inspirer. Mais je le dis avec une conviction plus ferme encore, si jamais on parvenait, à force de prédications économiques et d'institutions de philanthropie, à rendre l'hippophagie populaire, on aurait porté un coup funeste à la moralité humaine.

L'un des résultats les plus précieux de la civilisation n'est-il pas, en effet, l'atténuation progressive de cet instinct destructeur, de cette férocité native que l'homme a reçus en partage avec tous les carnassiers et le développement successif de la bonté, cette suprême qualité du cœur qui le porte à toutes les actions magnanimes, et qui l'élève encore plus que l'intelligence au-dessus du reste de l'animalité ? Si donc vous rameniez la masse agricole d'une nation comme la France à manger habituellement, sans émotion comme sans scrupule, avec plaisir même, l'animal sur qui repose toute son industrie, qui pendant tant d'années aura été associé à ses travaux, à sa vie de famille, et qui, presque toujours, devient pour elle un ami, n'auriez-vous pas singulièrement altéré en elle la sociabilité que la civilisation y a développée avec tant de peine, et rétabli, au profit de la barbarie primitive, la prépondérance de la bestialité sur l'humanité ? Enfin, cette population d'hippophages ne sera-t-elle pas tombée, à cet égard, au-dessous de ces bons nègres dont parle le docteur Livingston (avec tout le dédain d'un économiste), et qui s'indignaient d'une manière si touchante de lui voir manger les bœufs qui le traînaient si patiemment dans ses longs et pénibles voyages, et sans le concours desquels il lui eût été impossible de rien accomplir.

Après le cheval viendra le chien, sans doute, pour peu que sa chair y prête : et qui sait si l'on ne trouvera pas avantageux de redescendre à l'anthropophagie ? Ce qu'il y a de certain, c'est que les esprits qu'aucune considération morale n'arrête, et qui ne voient que la matière chimique et l'intérêt personnel, tombent souvent dans les plus déplorables aberrations : j'en connais qui prétendent arriver aux VIVISECTIONS HUMAINES, et, supprimant l'usage sacré de la tombe, jeter comme engrais à la production agricole la chair et le sang de leurs concitoyens!...

Tels sont les égarements où conduisent l'industrialisme et la spécialisation scientifique affranchis de la direction supérieure et indispensable de la science morale. L'esprit porte des fruits bien amers, vous le voyez, lorsqu'il s'exerce en dehors du sentiment social, qui doit toujours l'inspirer, et sans s'élever jusqu'au but moral qui doit rallier toutes les spéculations, toutes les actions, pour les faire converger vers le bien commun. La science incomplète et déréglée, ramenant l'homme civilisé au-dessous de son point de départ, fournit un résultat bien propre à faire réfléchir les esprits sérieux et honnêtes, et à leur faire sentir tout le respect que l'on doit conserver à certains *préjugés*, c'est-à-dire à des pratiques morales et sociales dont on ne peut se rendre compte, le plus souvent, qu'à cause de la difficulté de leur analyse, ou parce qu'on ignore les lois cachées qui les ont produites.

Puissiez-vous, Monsieur et honoré Confrère, partager assez l'esprit de ces réflexions pour juger opportun de leur accorder l'hospitalité de vos colonnes, et veuillez en tous cas recevoir l'expression de ma considération distinguée.

DEUXIÈME LETTRE.

A MONSIEUR LE Dr BLATIN L'UN DES VICE-PRÉSIDENTS DE LA SOCIÉTÉ PROTECTRICE DES ANIMAUX.

Paris, le 29 mai 1864.

Monsieur et honoré confrère,

En réponse à une lettre contre l'hippophagie, publiée par l'*Abeille médicale*, vous avez bien voulu m'adresser ce que M. Decroix et vous avez écrit sur cette question, et que vous considérez comme une réfutation décisive de mes objections. Si j'ai bien compris vos raisons, vous soutenez l'hippophagie au point de vue économique d'abord, pour l'avantage qui en résulterait relativement à la richesse publique, et ensuite au point de vue de l'humanité que recommande en toute occasion la Société protectrice des Animaux, afin d'épargner aux chevaux les difficultés de la vieillesse.

L'hippophagie offrant une ressource bien minime contre le paupérisme, qui ne pourra diminuer, comme e l'ai dit, que sous d'autres influences; et l'alimentaion par la viande de cheval constituant une de ces questions que l'économie politique, seule, est incapable de résoudre, parce qu'elles réclament les lumières de la science sociale et de la morale, je laisserai de côté, dans cette réponse, toute discussion économique, pour ne considérer la chose qu'au point de vue moral.

Et d'abord, Monsieur et honoré Confrère, permettez-moi de vous faire observer que le mot *sentimental*, dont vous vous servez pour caractériser ma protestation ne me paraît pas exact. Il ne s'agit aucunement, en effet, dans tout ce que j'ai dit, de sentimentalité, encore moins de sensiblerie ; mais bien de moralité, ce qui est très-différent. La sentimentalité n'est qu'une simple émotion de nos instincts sympathiques, un désir bienveillant, sans doute, mais vague et inclairvoyant ; tandis que dans la moralité, il s'ajoute un élément intellectuel très-important, qui éclaire le sentiment sur ce qu'il doit désirer, sur ce qui est bien et sur ce qui est mal. En d'autres termes, grâce à des travaux que vous devez connaître, et qui se recommandent par les noms de Hume, de Diderot, de d'Holbach, de Cabanis, de Gall et surtout d'Auguste Comte, la morale est devenue une science aussi certaine, aussi exacte que la physique, quoique plus élevée ; et les phénomènes qui constituent son objet, c'est-à-dire les rapports du physique et du moral de l'homme, ainsi que les lois qui les régissent, sont aussi réels que ceux de la chimie et de la physiologie, quoique plus compliqués. Et comme cette science nouvelle a des connexions intimes avec toutes les sciences inférieures ou antérieures, dont l'objet est l'explication des phénomènes physiques, vitaux ou même sociaux, et que l'on ne saurait un seul instant la séparer de ces spéculations préliminaires, on est obligé de prendre son avis dans toutes les questions théoriques ou pratiques de quelque importance, si l'on veut les traiter avec une suffisante généralité.

Voilà pourquoi, Monsieur, j'ai placé tout d'abord la question de l'hippophagie sur le terrain de la morale et pourquoi je persiste à l'y maintenir.

Est-il avantageux, maintenant, de rétablir la coutume de manger le cheval ? Au point de vue économique, cela peut paraître indifférent, profitable même, autant que pourrait l'être le rétablissement de l'anthropophagie ou l'abolition de la conservation des vieillards. Mais au point de vue social et moral, qui est ici prépondérant, je soutiens que cela constituerait une rétrogradation déplorable et un véritable danger.

En effet, le progrès, eu égard à la sociabilité, consiste beaucoup, comme je l'ai avancé dans ma précédente lettre, dans l'atténuation progressive de la férocité native de l'homme, et dans le développement croissant de sa bonté. D'abord anthropophage, il a successivement renoncé à dévorer son semblable, puis à tuer comme bouches inutiles les vieillards, les enfants infirmes, les adultes malades, auxquels il a fini par se dévouer; et sa protection, sa reconnaissance, se sont étendues, dans tous les lieux de la terre où a pu se développer quelque civilisation, aux animaux assez voisins de lui pour partager ses travaux et ses affections. Donc, au point de vue social, le progrès consiste incontestablement à rendre l'homme de moins en moins carnassier et de plus en plus humain.

Or, que veulent les partisans de l'hippophagie ? le contraire précisément : c'est-à-dire ramener l'homme, au rebours de la civilisation et sous prétexte de détruire de sots préjugés, à la dureté d'une époque que l'on peut appeler l'âge de fer, par de là même le grossier fétichisme qui jeta les fondements de toute société.

Nous allons voir que, sous le rapport moral, le rétablissement de cette coutume n'aurait pas moins d'inconvénient.

Vous proposez à la société en masse, et à chaque possesseur de chevaux en particulier, non-seulement d'égorger, pour prix de ses services, le coopérateur le plus laborieux, le plus soumis, le plus indispensable et en même temps le plus noble que l'homme ait pu s'associer, mais encore de se repaître habituellement de sa chair, lorsqu'il se trouve usé par le travail !!! Et vous engagez à cette boucherie de la même voix qui recommande la douceur envers les animaux, autant pour eux que pour l'amélioration morale de l'homme. Or, quelle douceur que celle qui se manifeste par le meurtre, et quelle amélioration morale que celle qui résulterait d'une semblable pratique ! Saurait-elle exciter, d'autres sentiments que ceux du carnassier : l'instinct nutritif et l'instinct destructeur, qui portent à dévorer toute proie; sans oublier l'ingratitude, ce vice de l'homme civilisé? Et l'attachement, la reconnaissance, la bonté, seraient-ils jamais mis en jeu par ce retour de la société vers l'état barbare?

Je sais, honoré Confrère, que vous alléguez un autre

motif pour abriter votre inconséquence ; vous dites : il n'y a qu'un moyen d'épargner aux chevaux les horreurs de la vieillesse, c'est de faire de leur cadavre un objet de commerce, un article de consommation. Dès lors, l'homme avide qui torture ces malheureuses victimes pour épuiser à son profit jusqu'à leur dernier effort, les traitera confortablement pour en tirer, à la boucherie, un gain plus considérable que celui qui résulterait de leur travail. En d'autres termes, vous proposez de faire appel à la cupidité du vulgaire pour diminuer sa cruauté.

Mais est-ce là de la morale ? Et si j'ai vu de l'inconvénient à ce que vous présentiez l'hippophagie comme une sorte de remède au paupérisme (ce qui détourne à tort de l'étude sérieuse de ce grand problème l'attention de certains esprits), ne suis-je point fondé à trouver bien plus de gravité encore dans le déguisement humanitaire de ce dernier sophisme ? Non, ce n'est pas par l'intérêt que l'on peut et que l'on doit conduire l'homme au bien ou l'arracher au mal ; et la science morale, dont je parlais plus haut, a tracé d'autres voies. Elle recommande pour *élever* l'homme et l'éloigner de plus en plus de sa bestialité originelle, pour en faire un être intelligent et généreux, pour le rendre aussi moral, aussi heureux et aussi digne qu'il puisse être, et pour tarir, autant que le comportent sa nature et sa situation, la source des maux auxquels il est exposé ou qu'il peut infliger aux êtres qui l'entourent ; elle recommande, dis-je, de travailler sans relâche à l'épuration de son âme, en déprimant par l'éducation, par l'instruction et par les institutions publiques, son égoisme toujours exubérant, et en exaltant concurremment son altruisme, c'est-à-dire en cherchant à atrophier systématiquement en lui la cupidité, la violence, la sexualité, la vanité et l'orgueil, pour y cultiver sciemment l'attachement, la vénération et la bonté. En un mot, la *morale positive*, purifiée de toute fiction et de tout égoïsme, pose comme but à la vie privée et publique le perfectionnement cérébral de l'homme, et elle fait concourir à ce grand œuvre toutes les forces créées par une civilisation de quarante siècles : les richesses de l'industrie, les lumières de la science et les charmes de l'art.

Voilà, Monsieur et honoré Confrère, comment il faut comprendre et exercer aujourd'hui l'action morale, en délaissant, à l'exemple du positivisme, les fausses théories de *l'intérêt bien entendu* et tous les expédients matérialistes qu'elles suggèrent. Voilà comment vous parviendrez à rendre l'homme généreux envers ses semblables et envers les animaux, sans faire appel à un égoïsme qui exclut naturellement la magnanimité. Voilà, enfin, comment la question de l'hippophagie et tant d'autres du même genre, ou plus, ou moins importantes, peuvent recevoir une solution digne.

En attendant ce règne de l'humanité, que vous souhaitez sans doute aussi, ne serait-il pas préférable, en ce qui concerne les animaux, de se contenter de la loi Grammont, dont vous invoqueriez les prescriptions contre les *équarisseurs de tout genre*, diplômés ou non diplômés ?

Veuillez agréer l'expression de ma considération distinguée.

TROISIÈME LETTRE.

A MONSIEUR LE Dʳ ANTONIN BOSSU, RÉDACTEUR EN CHEF DU JOURNAL L'*Abeille Médicale*.

Paris, le 6 juin 1864.

Monsieur et honoré Confrère,

Quoique l'on ait passablement écrit et parlé, déjà, sur l'hippophagie, tout n'a pas été dit, et les considérations les plus élevées qu'elle puisse susciter n'ont encore été présentées par personne, que je sache.

Il faut donc remercier M. Decroix, d'avoir provoqué de nouvelles méditations, et d'avoir appelé l'attention de ceux que l'hippophagie préoccupe, sur deux questions importantes :

1° Pourquoi ne pas interdire, au nom de la morale, toute nourriture animale ?

2° Pourquoi ne pas appliquer à tous les animaux, les raisons invoquées en faveur du cheval, pour le maintenir hors de la consommation de l'homme ?

Ces deux questions, on ne saurait le méconnaître,

posent un problème très-grave, celui du règlement définitif de l'alimentation humaine, dont la solution peut seule fournir des règles positives sur ce qu'on doit ou ne doit pas manger.

Les théocrates seuls, jusqu'ici, ont abordé, quoique d'une manière empirique, le problème du gouvernement humain, le règlement de la vie, et traité, par conséquent, la question si importante du régime; mais il n'est pas déraisonnable d'admettre que cette question sera systématiquement reprise, dans des conditions bien plus difficiles assurément, mais aussi avec des moyens beaucoup plus développés, par le nouveau pouvoir spirituel que le mouvement de la civilisation tend à faire surgir des ruines du passé, pour diriger l'Humanité dans son âge mûr. A ce point de vue, le problème de l'alimentation normale est prématuré, sans aucun doute, puisqu'il constitue l'un des grands objets de la *Morale positive*, qui n'est encore, elle-même, instituée que dans ses fondements essentiels et qui attend des développements indispensables; mais l'on peut, il me semble, pour les besoins présents, détacher de ce vaste ensemble des considérations sommaires propres à jeter quelque lumière sur les questions pratiques les plus urgentes.

L'alimentation de l'homme, dans l'état actuel, se fait d'après les besoins de son organisation, réglés dans leur mode et degré de satisfaction par les prescriptions empiriques dues à la sagesse du sacerdoce théocratique, lesquelles n'ont été que très-secondairement modifiées par le mouvement ultérieur de la civilisation. Eh bien! en ne considérant, pour le moment, dans ce problème, que ce qui est relatif à la matière de l'alimentation, on peut, je crois, s'arrêter déjà aux considérations suivantes :

Premièrement, vu la nature carnassière de l'homme, la nourriture animale est nécessaire, c'est-à-dire aussi inévitable qu'indispensable ;

Secondement, les matières animales dont l'homme se nourrissait primitivement, n'ont encore été limitées que par un choix empirique ;

Troisièmement, il s'agit, à présent et pour l'avenir, de saisir la loi à la fois historique et morale d'après laquelle on devra déterminer systématiquement ces limitations. Là est le point précis de la question.

Or, un examen attentif permet de concevoir ainsi cette loi : *L'Humanité consacre à l'alimentation les animaux dont elle ne peut obtenir un mode d'association plus élevé, ou une coopération plus noble ;* et, d'autre part, *les devoirs qui lient l'homme aux animaux sont d'un ordre d'autant plus élevé que leurs services sont plus éminents, ou que leur coopération devient plus directement sociale ;* ce qui correspond toujours, chez eux, à un plus grand développement cérébral et à une situation supérieure dans l'échelle zoologique (1).

Ainsi, la coopération du chien est surtout morale et affective, militaire quelquefois, souvent industrielle. Il serait donc absurde et immoral pour nous de le manger, et nos devoirs envers lui en sont d'autant plus

---

(1) M. Pierre Laffitte : *Notes pour un cours de morale.*

étendus et plus stricts. Il en est à peu près de même du chat. Quant au cheval, sa coopération est déjà moins intime, moins affective et par conséquent moins éminente, mais cependant, l'importance de ses services militaires et industriels l'élimine absolument de notre cadre alimentaire, et nous impose l'obligation morale de le conserver, même quand il ne peut plus travailler; obligation déjà spontanément acceptée dans beaucoup de cas, et que l'Humanité pourra et devra de mieux en mieux remplir.

Restent donc, pour la nutrition de l'homme : les *rayonnés*, les *mollusques*, les *insectes*, et parmi les *ostéozoaires*, les *poissons*, certains *reptiles* et les *oiseaux*, dont l'hygiène devra surtout fixer le choix. Parmi ces derniers, il ne s'agit, bien entendu, que de ceux qui ne vivent pas familièrement avec nous; car les serins, les perroquets et tous les oiseaux que nous élevons pour notre plaisir, rentrent individuellement dans la catégorie des êtres que nous devons rejeter de notre alimentation. Chez les *mammifères*, l'on ne doit y consacrer, avec les réserves précédentes, que ceux qui sont incapables de nous servir autrement, tels que les individus de la race porcine, ovine et bovine; et quant à ces derniers, lorsqu'on aura obtenu d'eux, pendant un temps prolongé, une véritable association industrielle, la pratique à introduire est encore de ne point les sacrifier à l'alimentation.

Nous sommes donc fermement convaincu que si l'on veut modifier actuellement les habitudes séculaires contractées relativement à la nutrition humaine et sortir du *statu quo*, il faut le faire d'après les principes que nous venons d'énoncer. C'est pourquoi l'hippophagie nous a paru une rétrogradation.

Quant à la question économique que susciterait un pareil régime, elle se résoudra par la culture des animaux alimentaires, dont l'industrie saura quelque jour, nous n'en doutons pas un instant, tenir le nombre au niveau de nos besoins.

Enfin, ajoutons qu'en tout ceci nous n'entendons parler que de conseils, que d'action morale, sans jamais rien imposer par force.

Je termine, Monsieur et honoré Confrère, par quelques observations de détail : il s'agit des personnalités que l'on a introduites dans cette discussion, et contre lesquelles je dois m'élever. Je suis persuadé que les personnes qui veulent faire admettre la viande de cheval dans l'alimentation de l'homme, sont animées des meilleurs intentions et entièrement désintéressées, mais qu'elles sont dans l'erreur faute d'un examen d'ensemble suffisant et d'une analyse sociologique assez approfondie. Toute discussion serait impossible, si l'on ne pouvait apprécier les conséquences fâcheuses d'une doctrine, et la condamner même, sans impliquer les personnes. Je proteste spécialement contre l'intention qui m'a été prêtée relativement à un chirurgien illustre. En sauvant de la famine les malades confiés à ses soins, avec la seule chair qui fût à sa disposition, il a bien mérité de l'Humanité : *à la guerre, comme à la guerre!*

Veuillez enfin agréer, Monsieur et cher Confrère,

mes vifs remerciments pour le concours que vous avez bien voulu me prêter dans cette discussion et pour la publicité que vous m'avez accordée. Je vous en suis reconnaissant à plus d'un titre, et vous renouvelle l'assurance de ma parfaite considération.

Dr ROBINET.

Paris. — Imprimerie de E. DONNAUD, rue Cassette, 9.

www.ingramcontent.com/pod-product-compliance
Lightning Source LLC
LaVergne TN
LVHW021808060726
842528LV00003B/1208